ICONOGRAPHIE ═══ STÉRÉOSCOPIQUE ═══ OCULAIRE

(ANATOMIE. — CLINIQUE TECHNIQUE OPÉRATOIRE.)

═══ PAR LE DOCTEUR ═══

ALBERT MONTHUS
═══ Ophtalmologiste des hôpitaux. ═══

❧

1re SÉRIE

25 planches

❧

MASSON ET Cie.
120, Bd. SAINT-GERMAIN

ICONOGRAPHIE STÉRÉOSCOPIQUE OCULAIRE

(ANATOMIE. — CLINIQUE TECHNIQUE OPÉRATOIRE.)

PAR LE DOCTEUR

ALBERT MONTHUS

Ophtalmologiste des hôpitaux.

1ʳᵉ SÉRIE

25 planches

MASSON ET Cⁱᵉ.

120, Bd. SAINT-GERMAIN

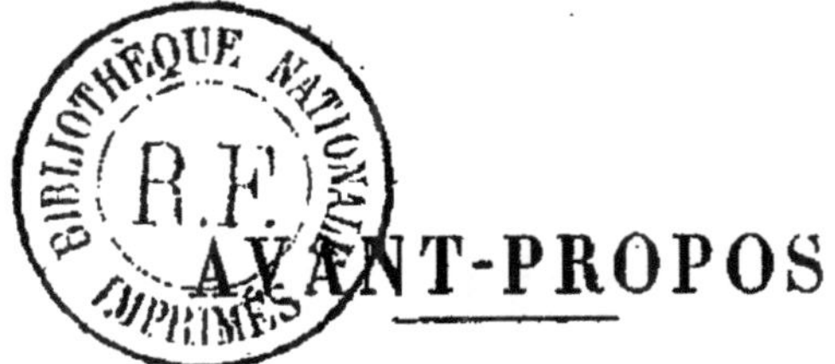

AVANT-PROPOS

Dans les cours, leçons et conférences
organisés par M. le Professeur de Lapersonne à l'Hôtel-Dieu, notre Maître nous recommande de faire appel le plus possible
à l'enseignement par l'image : dessins,
planches, photographies, projections, etc...

C'est dans cette intention qu'il m'a paru
utile de réunir un certain nombre de cli-
chés stéréoscopiques, destinés aux Élèves
qui suivent les cours de la Clinique ophtalmologique. Sur les conseils de M. de
Lapersonne, j'en ai entrepris la publica-
tion, pour permettre aux Étudiants de se
constituer, à peu de frais et sous un faible
volume, une collection particulière. La
photographie stéréoscopique est une
admirable méthode d'enseignement, car
elle donne au plus haut degré, par la
notion du relief, l'impression de la réalité.

Mes modèles ont été recueillis, pour la
plupart, dans le Laboratoire ophtalmologique de l'Hôtel-Dieu ou dans le service et
la Polyclinique Panas.

Les planches ont été réparties en séries
comprenant chacune des sujets d'anatomie,
d'anatomie pathologique et de médecine
opératoire.

Dans le texte qui accompagne les figures,
j'ai pris soin d'éviter toute digression
inutile, me bornant au commentaire strict
de l'image.

1er Mars 1908.

Dr MONTHUS.

LISTE

DES

PLANCHES STÉRÉOSCOPIQUES

PLANCHE I

Cavité orbitaire — vue de face.

Cette planche permet d'observer les détails ostéologiqnes les plus importants. Au premier plan apparaît la base de l'orbite avec le rebord orbitaire.

L'échancrure sus-orbitaire est nettement marquée sur le bord supérieur de l'orbite. Elle est distante de 2 cm. 5 en moyenne de la ligne médiane. On se rend compte de la disposition de la gouttière lacrymale et de sa direction oblique de haut en bas, de dedans en dehors et d'avant en arrière. En suivant la paroi interne, près du bord supéro-interne, on voit l'orifice des deux conduits ethmoïdaux; on sait que par l'antérieur (à 2 centimètres environ du rebord orbitaire) pénètre l'artère ethmoïdale antérieure et la branche ethmoïdale du rameau nasal de la branche ophtalmique; plus en arrière, enfin, on voit un orifice ovalaire à grand arc vertical, l'orifice orbitaire du canal optique.

Le sommet de l'orbite semble bien répondre à la partie la plus large et la plus interne de la fente sphénoïdale. Le bord inféro-externe se montre presque totalement remplacé par la large fente sphéno-maxillaire comblée à l'état frais (voie de communication avec les fosses temporale et zygomatique). L'extrémité antérieure de cette fente est à environ 15 millimètres du rebord orbitaire.

Les dimensions de la cavité orbitaire présentent d'assez grandes variations.

La profondeur de l'orbite varie entre 40 et 50 millimètres. A la base, la largeur est d'environ 40 millimètres, la hauteur de 35 millimètres.

PLANCHE II

Canal optique et sinus sphénoïdal.

Cette coupe sagittale du crâne permet d'étudier l'orifice cranien du canal optique et la cavité du sinus sphénoïdal.

On voit nettement la disposition en entonnoir de l'orifice du canal optique.

La longueur du canal optique est de 6 à 8 millimètres. Son diamètre moyen est de 5 millimètres.

La paroi du sinus sphénoïdal au niveau du canal optique est d'une minceur extrême ; on y remarque parfois de véritables déhiscences (Zuckerkandl, Berger). Dans certains cas, le sinus sphénoïdal envoie un prolongement dans les petites ailes du sphénoïde de sorte que le canal optique est entouré d'un véritable collier sinusien.

Parfois la cellule ethmoïdale postérieure vient empiéter dans la cavité du sinus sphénoïdal, à ce point qu'elle le refoule en dedans et le remplace dans ses rapports avec le canal optique (de Lapersonne).

PLANCHE III

Orbites et cavités de la face.

Les rapports des cavités des sinus avec l'orbite sont du plus haut intérêt et nous permettent de comprendre le rôle des affections sinusiennes dans l'étiologie des maladies de l'orbite (de Lapersonne. *Rapport présenté à la Société française d'ophtalmologie*, 1902). Nous venons de voir en arrière les rapports du canal optique avec le sinus sphénoïdal. La planche III nous représente les sinus frontaux, ethmoïdaux et maxillaire disposés en fer à cheval autour de la cavité orbitaire. Cette disposition des sinus nous est bien expliquée par nos connaissances embryologiques qui nous montrent que toutes les cavités sinusiennes dérivent du labyrinthe ethmoïdal. Comme on peut le remarquer, le sinus frontal, sur cette pièce, est très considérablement développé ; il s'agit là d'un « grand sinus » écartant les deux tables du frontal et se prolongeant vers l'apophyse orbitaire externe ; on reconnait l'existence de la cloison médiane entre les sinus (cloison souvent déviée). On se rend aussi compte de la double inclinaison du plancher de l'orbite de haut en bas et d'arrière en avant, et d'autre part de haut en bas et de dedans en dehors.

PLANCHE IV ET PLANCHE V

Exostose orbitaire.

(Pièce du Musée Dupuytren, catalogue, page 105.)

Le relief stéréoscopique nous permet de suivre sur ces planches la disposition dans le crâne et dans l'orbite d'une double exostose d'origine syphilitique.

Un des principaux caractères de l'exostose syphilitique est d'être sessile.

PLANCHE VI

Ostéome de l'orbite.

Cette curieuse pièce figure dans la collection du Laboratoire ophtalmologique de l'Hôtel-Dieu.

L'observation en a été rapportée par le professeur Panas (*Archives d'ophtalmologie*, 1883).

Le siège de prédilection de ces productions osseuses est la paroi supérieure ou interne de l'orbite. Leur volume est variable. Sur la planche VI on voit une coupe du néoplasme envahissant la cavité cranienne. La tumeur était partout incrustée aux os et se prolongeait jusque dans le sinus frontal du côté opposé.

Souvent rien dans les symptômes cliniques ne permet de soupçonner la pénétration de la tumeur dans le crâne.

PLANCHE VII

Exostose de l'orbite.

(D'après une pièce du Musée Dupuytren.)

Cette planche est la reproduction d'une moitié droite de la face sur laquelle a été replacée, dans la position qu'elle avait, une exostose éburnée de l'ethmoïde.

« L'individu sur lequel a été enlevé cette exostose était âgé de 22 ans ; vers les premiers jours du mois de mars 1853, il ressentit dans la région de l'orbite droite une sorte de pesanteur et des douleurs sourdes, en même temps l'œil devenait un peu plus saillant que de l'autre côté. Les douleurs orbitaires prirent bientôt une intensité considérable ; elles étaient telles que le malheureux patient semblait avoir son œil pris dans un étau.

« L'œil fut projeté en dehors en refoulant les paupières. Maisonneuve diagnostiqua une exostose de la région interne de l'orbite. C'est le 15 juillet de la même année que l'ablation de la tumeur fut pratiquée, mais avec de grandes difficultés ; un des grands obstacles consistait dans la profondeur et dans la dureté de la tumeur sur laquelle se brisaient les instruments.

« Si on examine avec soin cette exostose qui a été exactemènt replacée, on constate qu'elle faisait du côté des fosses nasales un relief presque aussi considérable que celui qu'elle présente dans l'orbite, et ces deux portions sont étranglées par une sorte d'anneau osseux formé en haut par le frontal, en bas et en avant par le maxillaire supérieur. Cette exostose est complètement éburnée, sa forme générale rappelle parfaitement une des masses latérales de l'ethmoïde. Les dimensions sont pour le diamètre antéro-postérieur 5 centimètres, pour le diamètre transversal et vertical chacun 4 centimètres.

« La face interne est lisse; l'externe ou orbitaire est couverte de mamelons, rugueuse et inégale » (Maisonneuve. *Catalogue du Musée Dupuytren*, p. 112).

PLANCHE VIII

Tumeur de l'orbite.
Propagation cranienne.

Sur la dure-mère qui tapisse la fosse cérébrale antérieure et au niveau de la fosse cérébrale moyenne on observe des proliférations néoplasiques.

Cette pièce provenait d'un homme de 54 ans, observé dans le service de M. le professeur de Lapersonne, qui était entré à l'hôpital pour une exophtalmie de l'œil gauche ayant entraîné rapidement la perte de la vision. Il s'agissait d'une tumeur épithéliale de la partie postérieure de l'orbite ayant envahi la fente sphénoïdale et l'intérieur du crâne. Cette tumeur avait vraisemblablement pris naissance dans le sinus sphénoïdal (Monthus et Cantonnet. *Société d'ophtalmologie de Paris*, avril 1907).

PLANCHE IX

Segment postérieur de l'œil,
Ossification de la choroïde.

Sur cet œil anciennement traumatisé, et qui fut enlevé à la Clinique ophtalmologique de l'Hôtel-Dieu, on note l'existence d'une mince lamelle ossifiée doublant la sclérotique. On se rend compte que l'intérieur de la cavité oculaire, remplie par un exsudat organisé, est cloisonné par de minces lamelles.

PLANCHE X

Tumeur épibulbaire.

La planche X nous fournit un bel exemple de tumeur épibulbaire. La tumeur est implantée sur la sclérotique, la région du limbe et la cornée. Il s'agissait d'une tumeur de nature épithéliale.

Panas (*Études de Clinique ophtalmologique*. 1903) propose de répartir ces tumeurs en deux groupes : 1° les tumeurs épibulbaires proprement dites, naissant dans la région du limbe et qui au point de vue histologique sont le plus souvent des épithéliomas ; 2° les tumeurs péribulbaires qui peuvent être de nature sarcomateuse. L'évolution de ces tumeurs serait différente suivant le siège. D'une façon générale les tumeurs épibulbaires auraient une évolution plus bénigne. Dans la plupart des cas on peut les traiter par abrasion et cautérisation en respectant le globe. Rappelons cependant que Lagrange a signalé la pénétration possible de ces tumeurs par la région du limbe dans la cavité oculaire.

PLANCHE XI

Kératite à hypopyon.

Les caractères classiques de la kératite à hypopyon nous dispensent de commentaires étendus sur la planche XI.

X..., 41 ans, entre à l'Hôtel-Dieu pour un ulcère serpigineux à hypopyon. Larmoiement depuis trois ans, léger refoulement au niveau du sac. A une certaine distance du centre de la cornée on note l'existence d'une ulcération superficielle, en fer à cheval, à bords grisâtres, surtout à la partie supéro-externe (zone de progression).

Le produit du raclage de l'ulcération montre la présence de nombreux pneumocoques. La chambre antérieure est le siège d'un hypopyon assez marqué. On sait que le pus de l'hypopyon est stérile, tant, du moins, qu'il n'est pas survenu une perforation de la cornée (Leber, Druault, Petit). Exceptionnellement, certaines kératites infectieuses non causées par le pneumocoque peuvent entraîner de l'hypopyon (Petit, Zur Nedden).

PLANCHE XII

Dacryocystite et péricystite.

X..., 36 ans, entre à l'Hôtel-Dieu pour une affection aiguë de la région lacrymale survenue au cours d'un état inflammatoire chronique des voies lacrymales. Il s'agit d'une péricystite (précystite. de Lapersonne) associée à une dacryocystite aiguë.

Dans ce cas, comme c'est d'ailleurs la règle dans les poussées aiguës (Morax, Poulard), l'examen bactériologique du pus nous a révélé la présence du streptocoque.

La disposition de. la tuméfaction de l'angle interne n'est pas tout à fait classique; elle est un peu haut située et on conçoit que, dans des cas analogues, le diagnostic soit particulièrement délicat avec les suppurations provenant du sinus frontal ou ethmoïdal.

PLANCHE XIII

Papillome de la conjonctive bulbaire.

Les papillomes de la conjonctive bulbaire
sont assez rarement signalés. On les ren-
contre plus volontiers sur la portion pal-
pébrale de la conjonctive, le fornix, la caroncule (Terrien). La malade représentée
sur la figure XIII présentait une petite
tumeur du volume d'un gros pois, d'aspect
framboisé, siégeant à la partie inféro-interne
de la conjonctive bulbaire, à peu près à
égale distance du limbe et de la caroncule.

(Monthus, *Société d'ophtalmologie
de Paris*, mars 1907).

PLANCHE XIV

Tarsorraphie (1er temps).

Les indications de la tarsorraphie sont multiples : opérations plastiques sur les paupières, certaines variétés d'ectropion sénile, lésions cornéennes dans la lagophtalmie... ; certains cas de traumatismes oculaires (Rochon-Duvigneaud, Monthus). La suture des bords palpébraux peut être totale ou partielle (médiane, Panas).

La planche XIV nous fait assister au premier temps de l'opération : l'avivement de la lèvre meibomienne du bord palpébral inférieur. Après avoir saisi avec une pince à griffes le bord palpébral, on taille le lambeau sur toute la longueur de la partie que l'on veut aviver. On commence par le bord palpébral inférieur pour n'être pas gêné par le sang lorsque l'on procédera ensuite à l'avivement du bord palpébral supérieur.

PLANCHE XV

Tarsorraphie (2ᵉ temps).

Suivant l'étendue du bord palpébral avivé, on placera 3, 4 ou 5 sutures. L'aiguille pénètre en arrière de la conjonctive et ressort en avant, au-dessous des cils, pour la paupière inférieure ; au-dessus, pour la supérieure. En nouant les fils, on amène au contact les parties avivées.

PLANCHE XVI

Transplantation du sol ciliaire (Ier temps).

De multiples procédés ont été proposés pour remédier à l'entropion et au trichiasis de la paupière supérieure. Parmi les meilleurs, il faut citer celui d'Anagnostakis-Panas et celui de Arlt modifié par M. de Lapersonne (transplantation du sol ciliaire). M. de Lapersonne recommande de pratiquer l'opération de la transplantation de la façon suivante :

1er temps. — Comme le montre la planche XVI, on pratique sur le bord palpébral légèrement ectropionné, une incision sur la ligne intermarginale dans l'étendue voulue. La paupière repose sur une plaque métallique qui doit être maintenue au niveau de sa rainure inférieure, entre le pouce et l'index de l'aide, à pleins doigts, et non pas par l'extrémité, comme le montre la figure. Ce serait là une détestable façon de maintenir la plaque.

Le bistouri opère ainsi un clivage des différents plans palpébraux.

2e temps. — La plaque correctement maintenue, on pratique sur la face anté-

rieure de la paupière, à 5 millimètres du
bord, une incision transversale ; il est alors
aisé de faire pénétrer le bistouri par cette
incision dans l'incision intermarginale. On
libère ainsi un lambeau cutané comprenant
le sol ciliaire.

PLANCHE XVII

Transplantation du sol ciliaire (3e temps).

L'opération comporte ensuite la mise en place des fils qui doivent prendre leur point d'appui sur le ligament suspenseur du tarse.

Pour arriver jusqu'au ligament suspenseur, il faut avoir grand soin au préalable de pratiquer une dissection minutieuse de la lèvre supérieure de l'incision.

A l'aide d'un fil muni de deux aiguilles, on pénètre d'un côté à travers le lambeau ciliaire; de l'autre, on traverse transversalement le ligament suspenseur. On établit ainsi, suivant les cas et suivant la largeur de la transplantation, 3, 4, 5 sutures.

PLANCHE XVIII

Transplantation du sol ciliaire. Sutures.

Les fils sont noués respectivement et laissés 5 à 6 jours avant d'être enlevés.

L'aspect disgracieux qui résulte de la présence de la face antérieure du cartilage tarse, manifeste sur la planche XVIII, est d'ailleurs infiniment moindre dans les cas pathologiques, alors que le tarse est incurvé et ratatiné, et ne persiste pas ; on a proposé d'appliquer sur la face cruentée du tarse un lambeau cutané, c'est là un allongement opératoire inutile.

PLANCHE XIX

Cathétérisme·Dilatation du point lacrymal.

On doit considérer le cathétérisme des voies lacrymales comme un véritable acte opératoire ; aucun détail de la technique ne doit paraître superflu. L'opérateur doit s'exercer à opérer du côté droit avec la main gauche, du côté gauche avec la main droite. On doit aussi être prévenu que les interventions sur les voies lacrymales, malgré l'anesthésie locale, sont toujours fort douloureuses pour certains sujets. Dans la plupart des cas, il est bon de faire précéder l'incision ou le cathétérisme par la dilatation.

Dans ce but, on se sert du stylet conique dont on introduit la pointe dans le point lacrymal inférieur ; comme le fait remarquer Terrien, celui-ci est quelquefois si étroit, qu'on ne peut même pas l'apercevoir à la loupe. Terrien recommande alors, dans le cas où le point lacrymal n'est pas visible, d'enfoncer perpendiculairement le stylet au sommet de la papille lacrymale, là où doit être l'orifice lacrymal, et il est rare que l'instrument ne pénètre pas dans le conduit. Aussitôt que la pointe du stylet a pénétré, on fait décrire au manche un arc de 70 à 80 degrés, et on fait exécuter à la pointe, sur place, des petits mouvements de rotation qui ont pour effet de faire progresser l'instrument et de dilater le point lacrymal.

PLANCHE XX

Cathétérisme. Incision du point lacrymal.

La dilatation nous ayant permis d'agrandir un orifice lacrymal, souvent trop étroit, nous pouvons y introduire la pointe boutonnée du couteau de Weber.

Comme dans la figure précédente, le couteau doit être introduit verticalement, puis être ramené, par la rotation précédemment décrite, à la position qu'il occupe sur la planche XX, le tranchant regardant la partie supérieure, D'une façon générale, il faut se garder dans les larmoiements simples par sténose lacrymale, sans ectasie ni suppuration, de pratiquer ces incisions larges qui étaient de mode autrefois.

La section doit être petite, 1 à 2 millimètres suffisent (Terrien). En outre, la lame du couteau doit être légèrement inclinée en arrière. Les voies lacrymales sont ouvertes, nous pouvons y pratiquer des injections modificatrices ou le cathétérisme.

PLANCHE XXI

Cathétérisme (3ᵉ temps).

On se sert des sondes de Bowman préalablement bouillies ou stérilisées ; on laisse de côté le numéro 1 trop flexible et qui risque de se couder pendant l'introduction ; on choisit de préférence les numéros 2 ou 3 ; il n'y a pas habituellement intérêt à dépasser ces calibres, sauf après l'opération de Stilling : dans ce cas le cathéter numéro 5 ou 6 peut être facilement introduit. Le cathétérisme peut s'adresser indifféremment au point lacrymal inférieur ou au supérieur; plus habituellement on le pratique par le point lacrymal inférieur ; la sonde s'introduit comme le stylet dilatateur de la planche XIX, puis occupe la disposition représentée par le couteau de Weber dans la planche XX et finalement doit occuper la place qui est figurée sur la présente planche.

À moins de raisons spéciales, il n'y a pas avantage à laisser la sonde plus de 5 à 10 minutes. Deux recommandations supplémentaires : l'une pour le malade qui ne doit pas se moucher après le cathétérisme ; l'autre pour l'opérateur qui, en principe, ne doit pas pratiquer d'injections dans les voies lacrymales immédiatement après un cathétérisme.

PLANCHE XXII

Extirpation du sac (1er temps).

La planche XXII représente le premier temps de l'ablation du sac.

Après avoir pris soin de tendre la commissure externe en dehors pour faire saillir le ligament palpébral interne, la pointe du bistouri trace un peu au-dessus du relief formé par ce ligament une incision d'une étendue de 10 à 12 millimètres légèrement courbe suivant le sillon orbito-nasal; l'incision ne doit comprendre que la peau et les plans superficiels.

PLANCHE XXIII
Extirpation du sac (2e temps).

A l'aide d'écarteurs spéciaux (Müller, Chevallereau) on maintient les lèvres de la plaie ; comme le représente la figure, on peut se contenter de deux érignes ou écarteurs de Desmarres, maintenus par un aide. On incise le ligament palpébral interne près de son insertion osseuse et on aborde alors le sac lacrymal.

Un grand inconvénient, malheureusement fréquent dans la dissection du sac, c'est l'hémorragie parfois très tenace et très abondante. Lorsqu'elle gêne l'opération, il ne faut pas craindre de s'arrêter et de pratiquer une hémostase soignée, par une compression bien faite. Ce temps-là ne sera pas perdu.

Lorsque le sac a été enlevé aussi complètement que possible, lorsque la plaie est bien nette et qu'on ne suspecte pas l'origine tuberculeuse de l'affection, on peut tenter la réunion par première intention : c'est l'extirpation méthodique du sac ; mais si la lésion lacrymale s'accompagne de lésion de voisinage ou d'altération osseuse, il faut s'adresser à la destruction du sac. On complète alors le deuxième temps par le curettage (de Lapersonne et Rochon-Duvigneaud) de la paroi interne et du canal nasal.

PLANCHE XXIV

Exentération ignée (1ᵉʳ temps).

Dans le but de prévenir les complications méningées signalées à diverses reprises, après l'énucléation, dans les cas de panophtalmie, M. de Lapersonne a proposé de lui substituer l'exentération ignée de la cavité oculaire.

La technique en est simple. La planche XXIV représente le premier temps de l'intervention.

A l'aide d'un couteau de Graefe, on pratique la transfixion de la cornée ; le couteau est introduit à 2 millimètres environ du limbe et ressort du côté diamétralement opposé. Le couteau a été introduit comme pour la taille d'un lambeau supérieur dans l'opération de la cataracte, la lame regardant en haut. Dès que la pointe apparaît, par un léger mouvement de doigt, on retourne la lame face en avant et on procède à la section transversale de la cornée.

PLANCHE XXV

Exentération ignée (2ᵉ temps).

Sur la planche XXV, on peut suivre facilement la manœuvre du deuxième temps :

Avec les ciseaux, sur la partie moyenne
de l'incision primitive, on pratique en haut
et en bas une incision franche dépassant
les limites cornéennes ; par ces incisions
cruciales, l'œil est largement ouvert et les
incisions circonscrivent un orifice limité
par quatre volets.

Après avoir favorisé l'évacuation du pus,
des débris de membranes, du cristallin...,
on procède au temps le plus important
de l'opération qu'on exécute avec un couteau de thermocautère recourbé, dont M. le
professeur de Lapersonne a donné le mo-
dèle ; chauffé au rouge sombre, ce couteau
joue le rôle de curette et est introduit à
plusieurs reprises dans la cavité bulbaire
(2 ou 3 fois).

En règle générale, les phénomènes géné-
raux s'amendent, les douleurs disparaissent
rapidement ; la cicatrisation est seulement
un peu plus longue à obtenir qu'après
l'énucléation simple, mais ce léger inconvénient est compensé par une prothèse
meilleure assurée par le moignon cicatriciel

Paris, Imp. Lahure

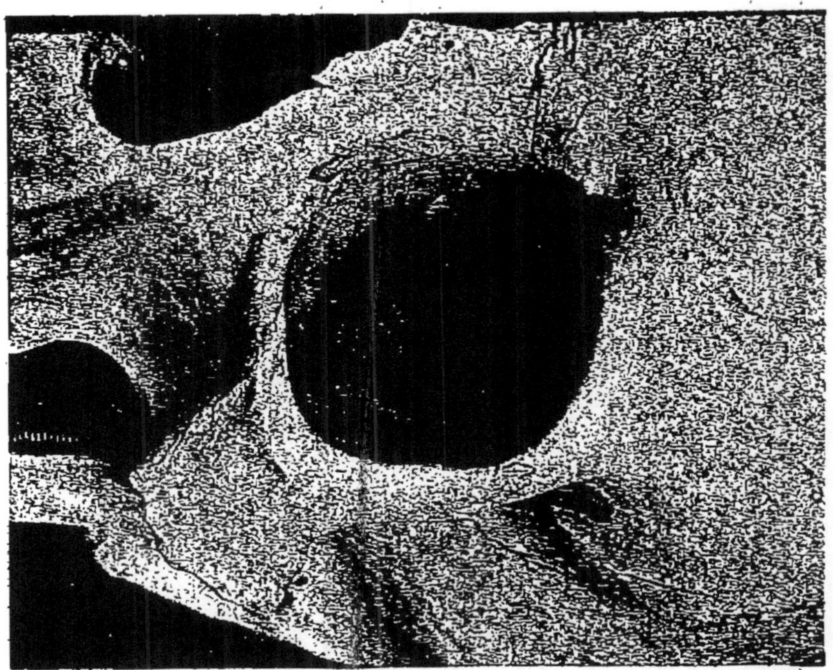

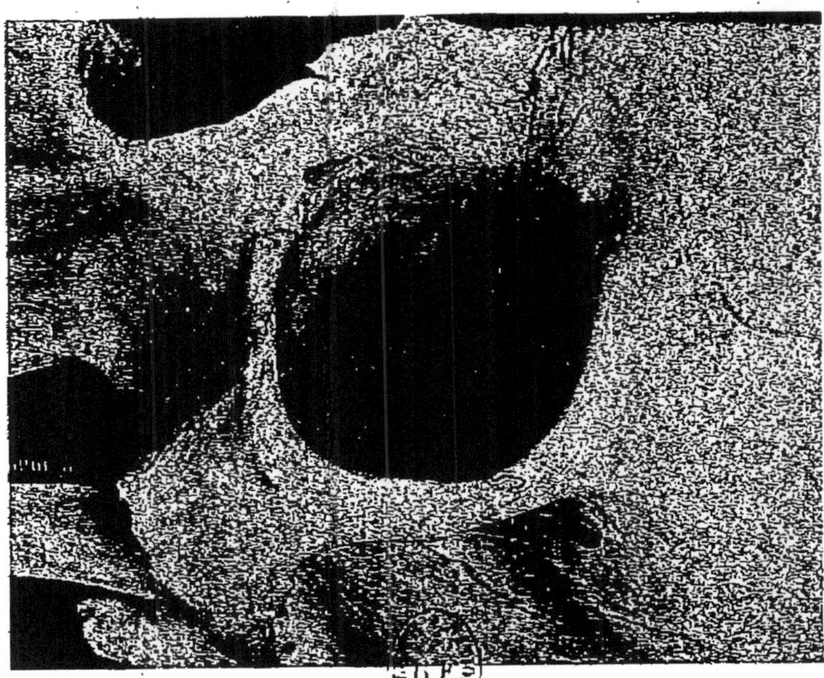

Cavité orbitaire

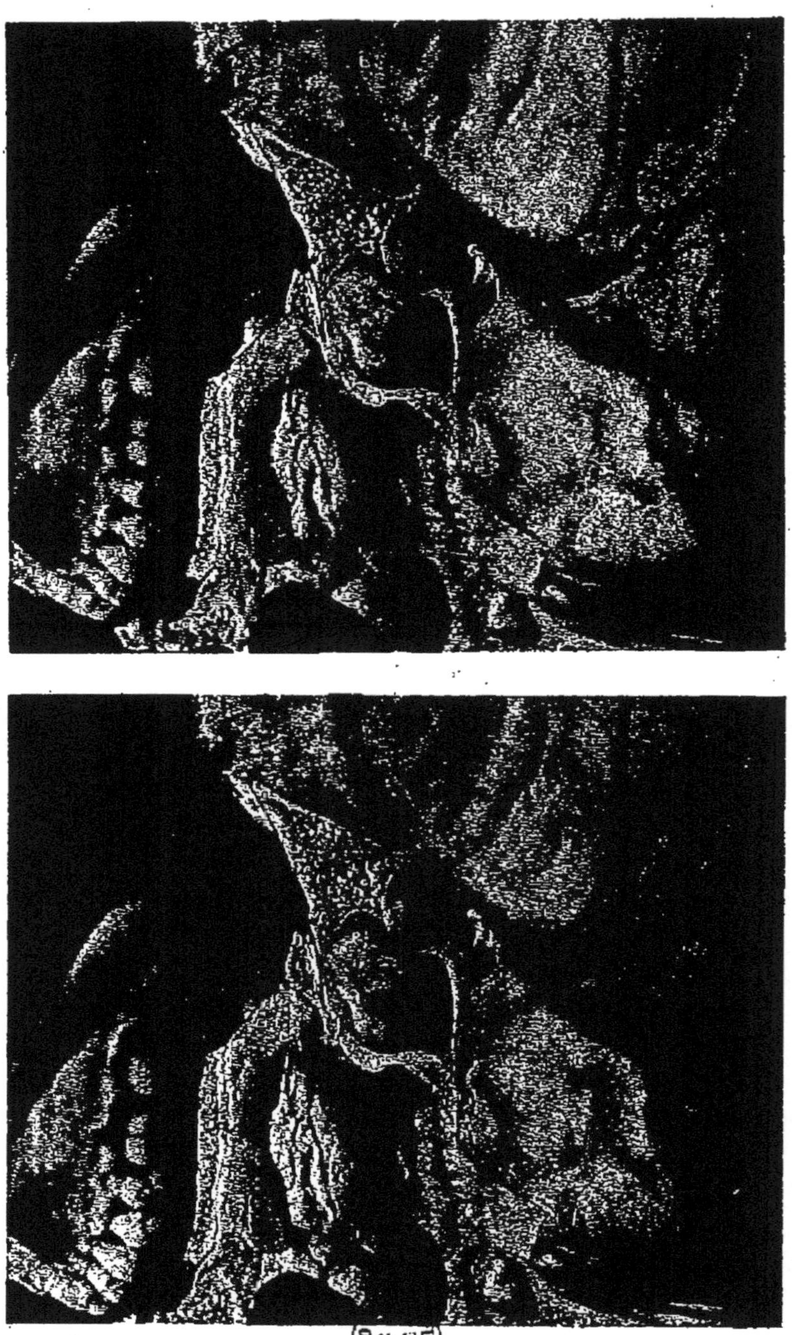

Canal optique et sinus sphénoïdal

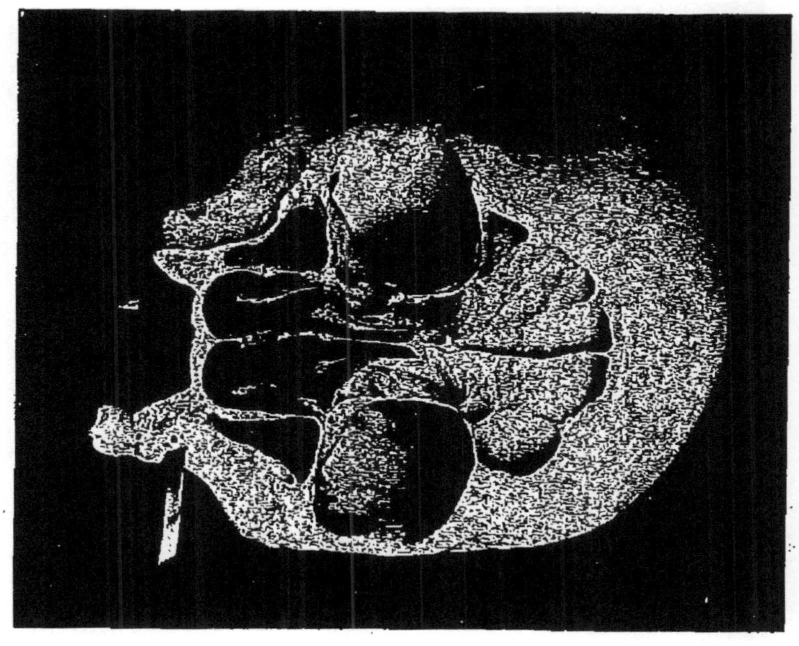

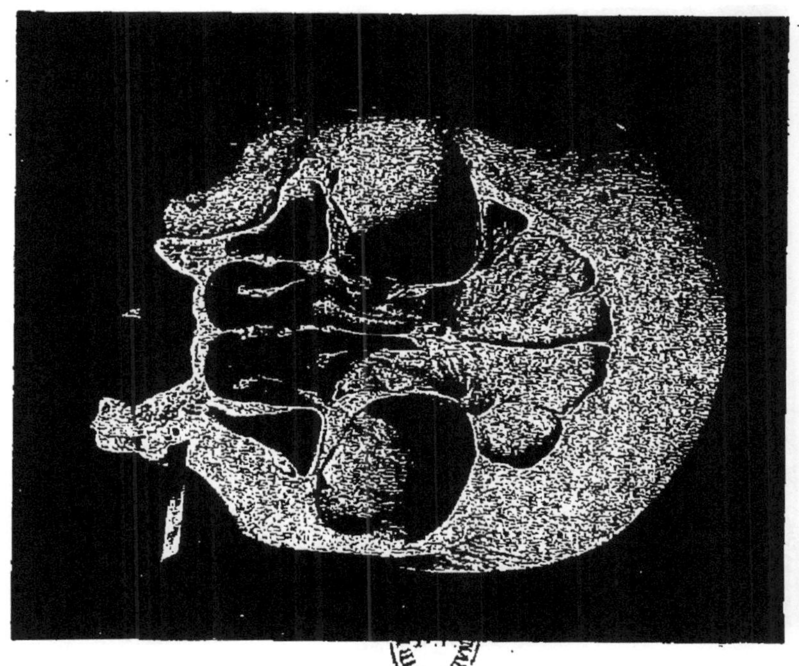

Orbites et cavités de la face

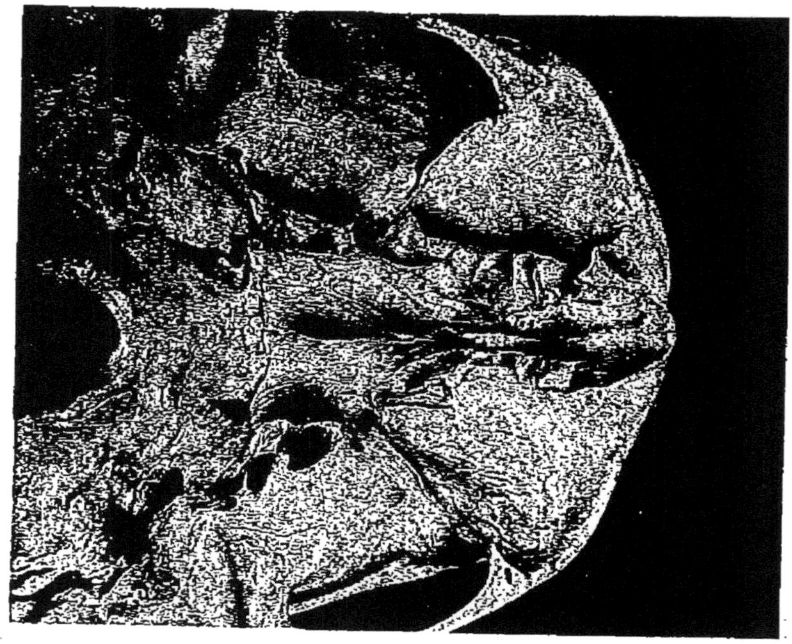

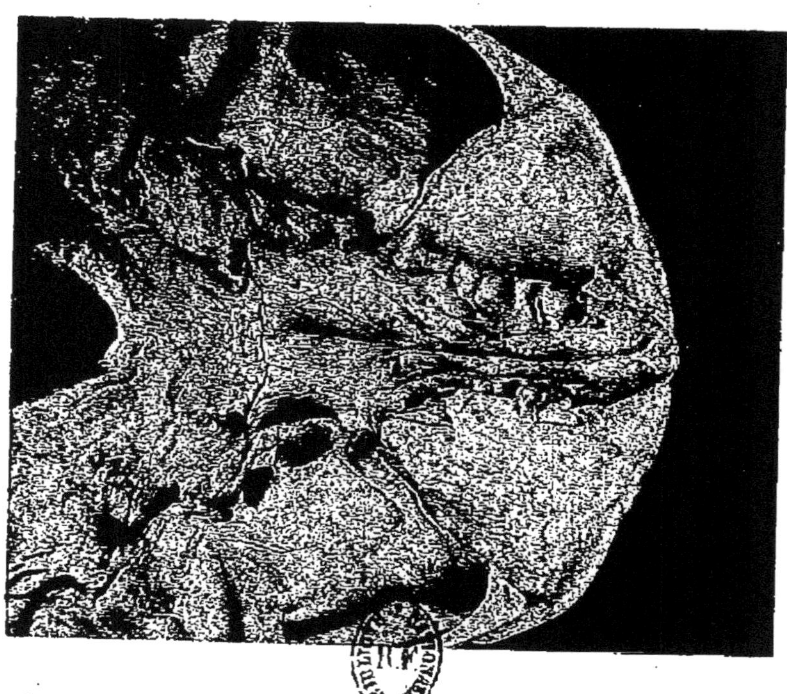

Exostose orbitaire

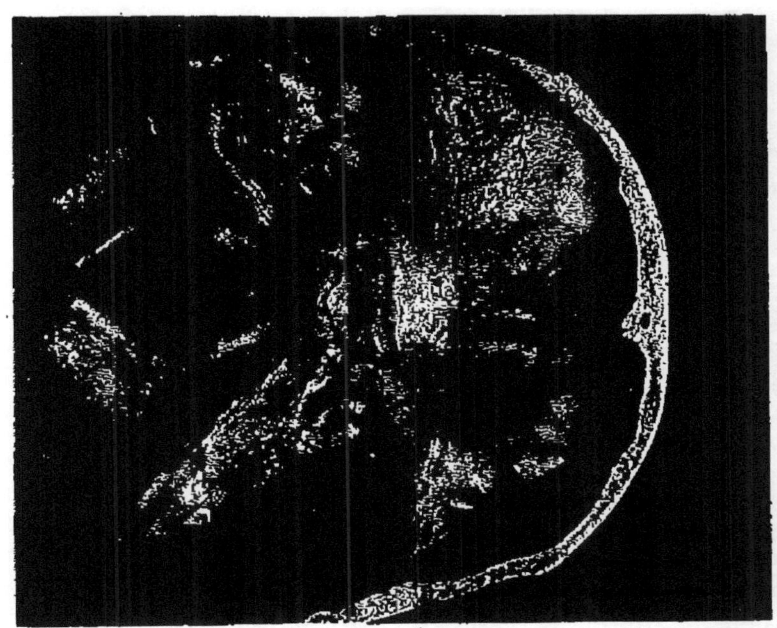

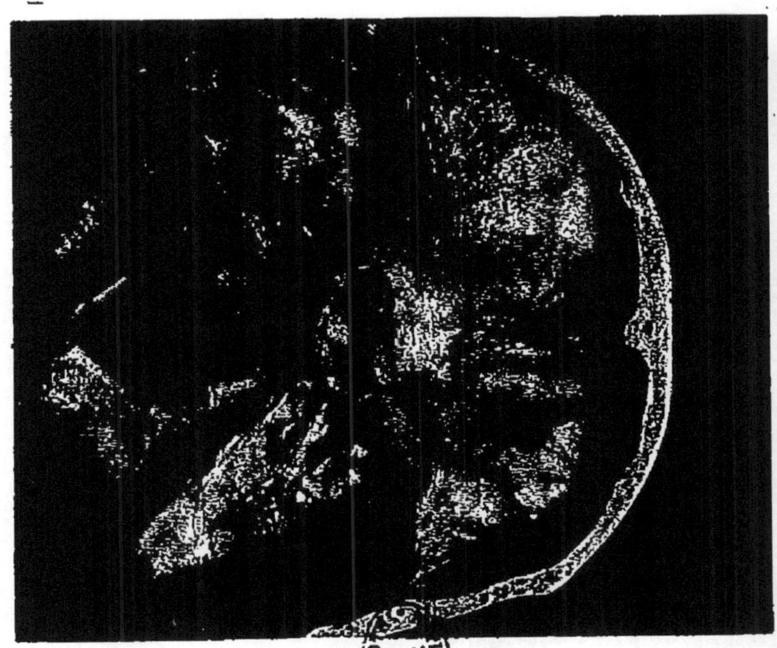

Exostose orbitaire (face cranienne)

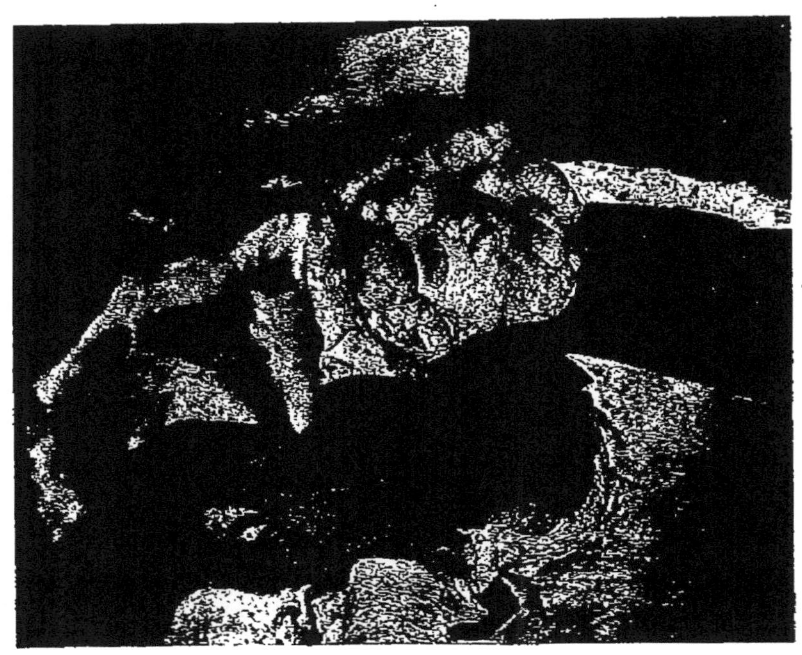

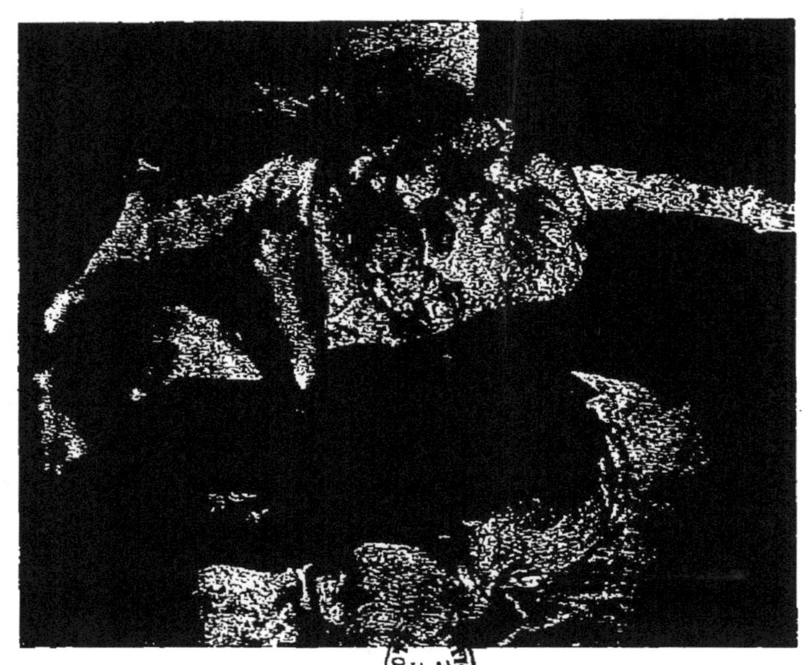

Ostéome de l'orbite

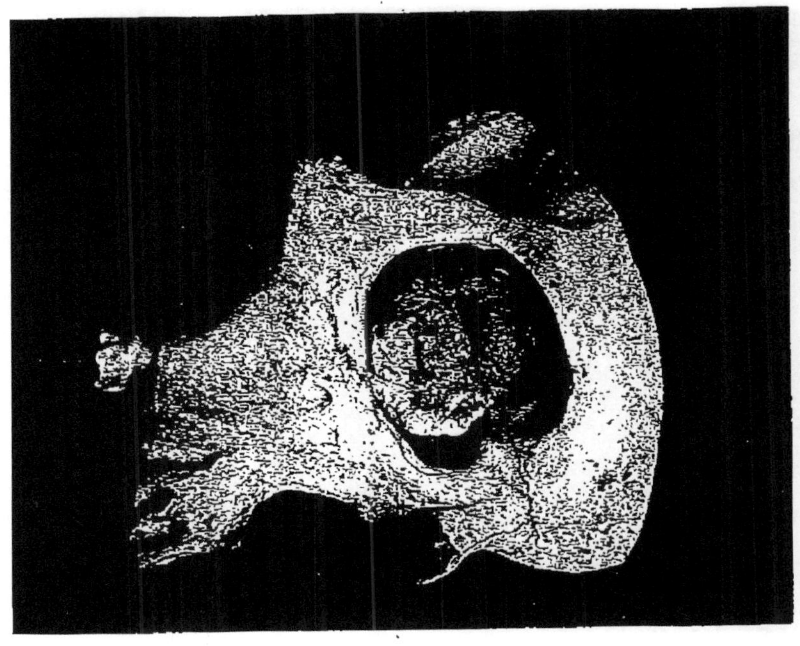

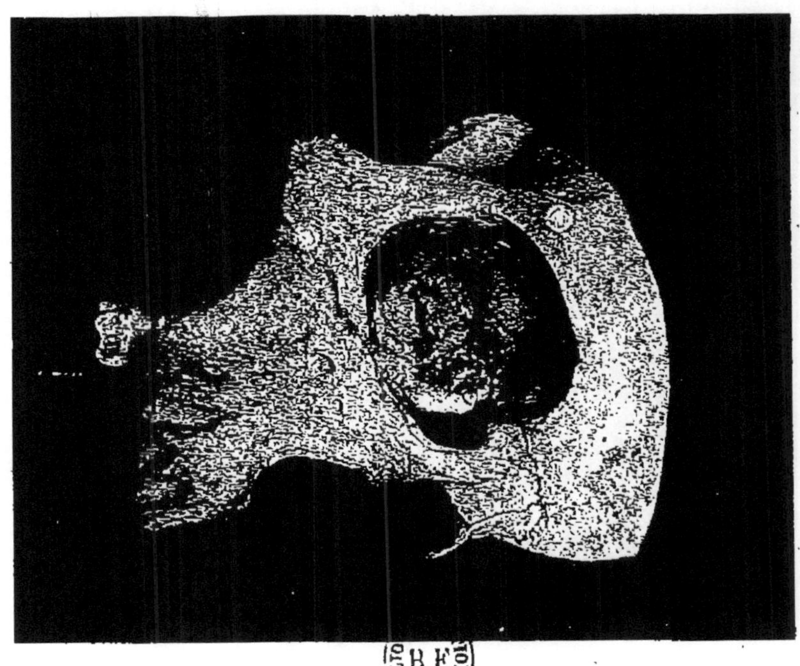

Exostose de l'orbite

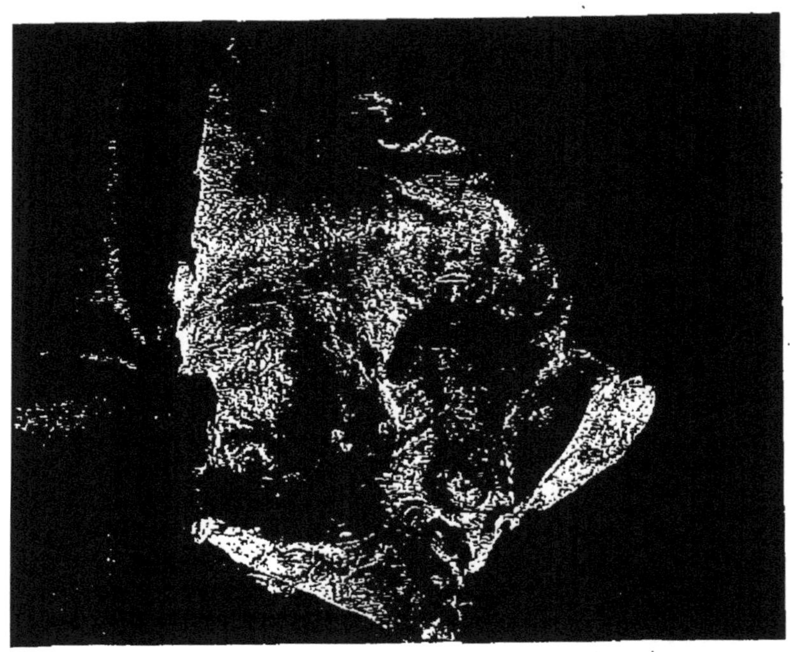

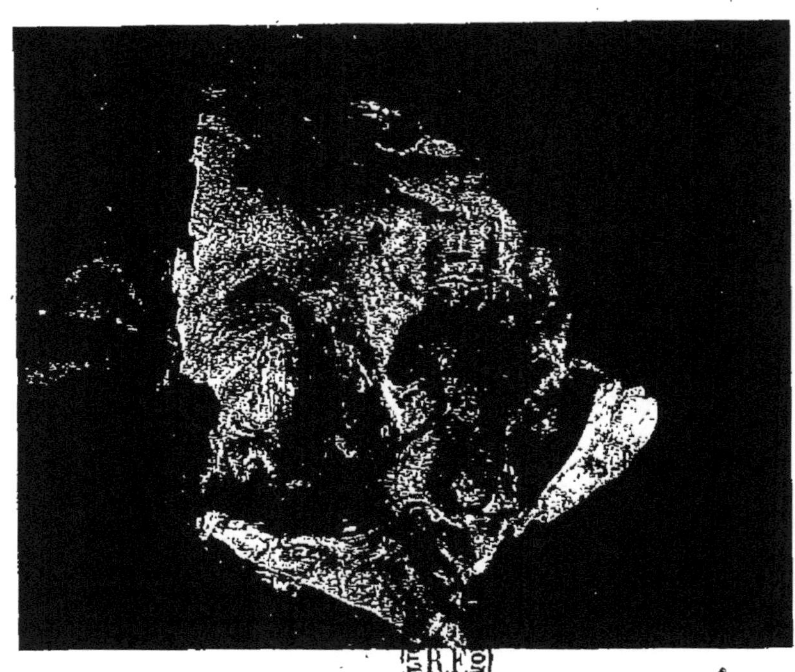

Tumeur de l'orbite
Propagation cranienne

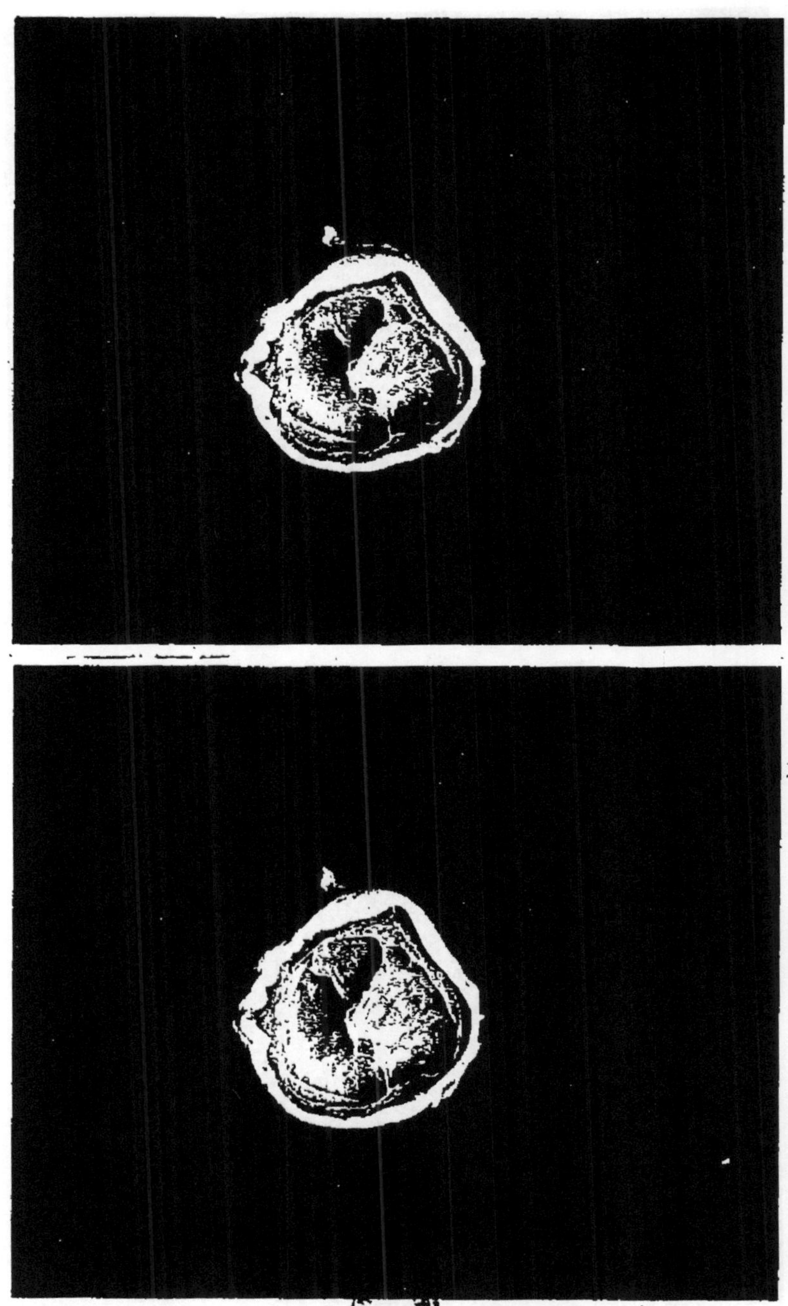

Segment postérieur de l'œil

Ossification de la choroïde

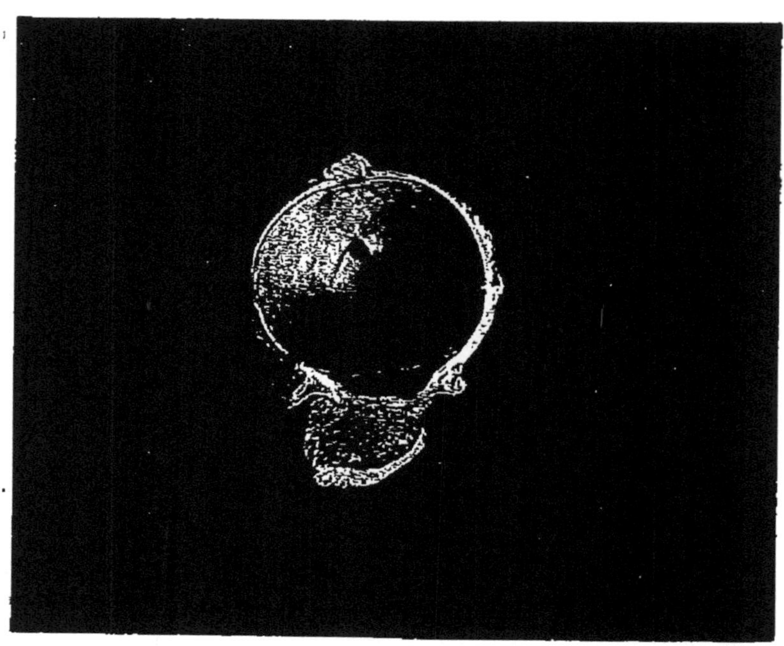

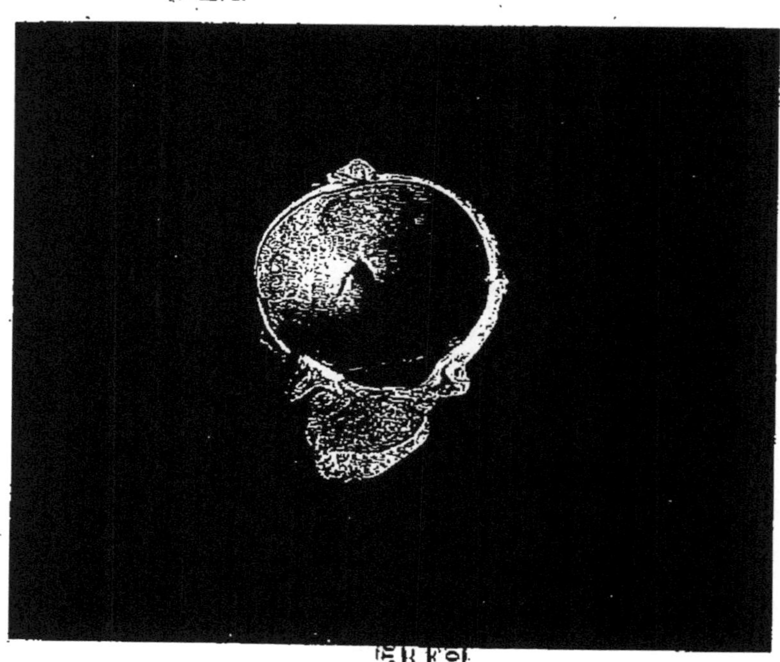

Tumeur épibulbaire

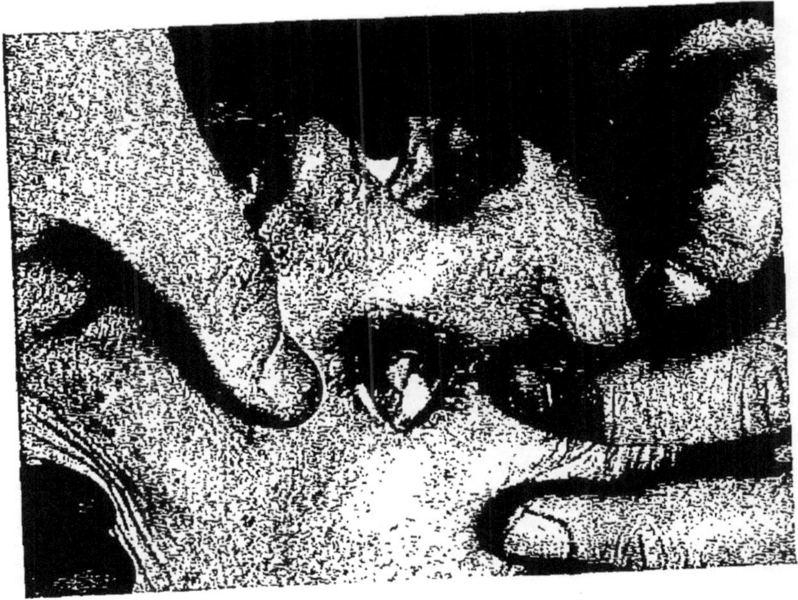

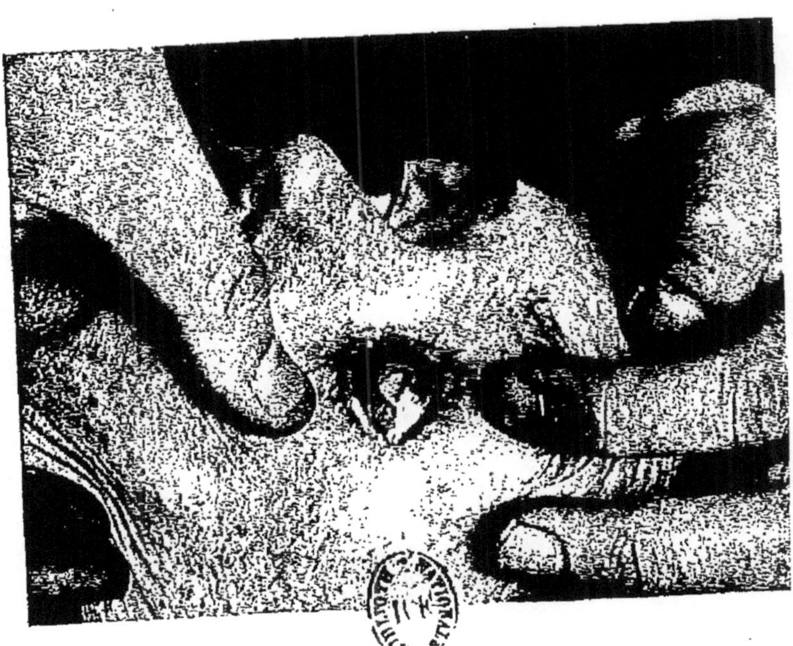

Kératite à hypopyon

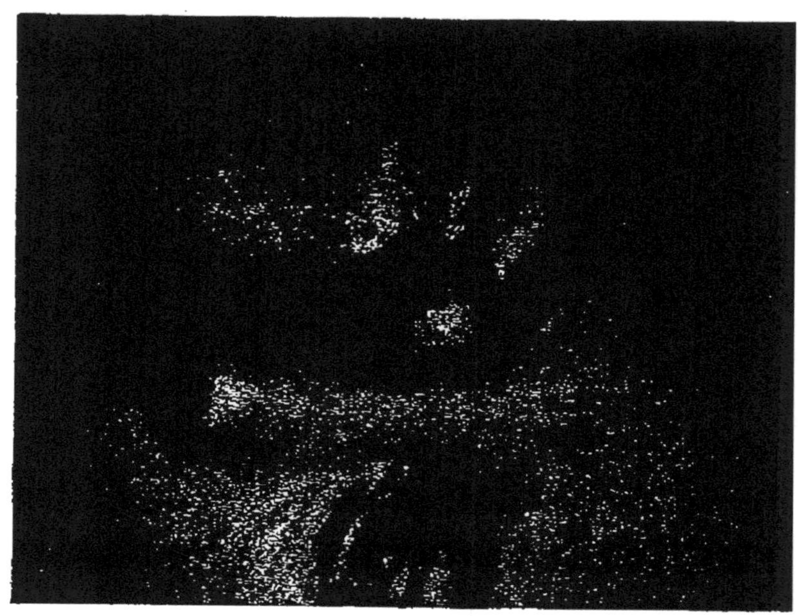

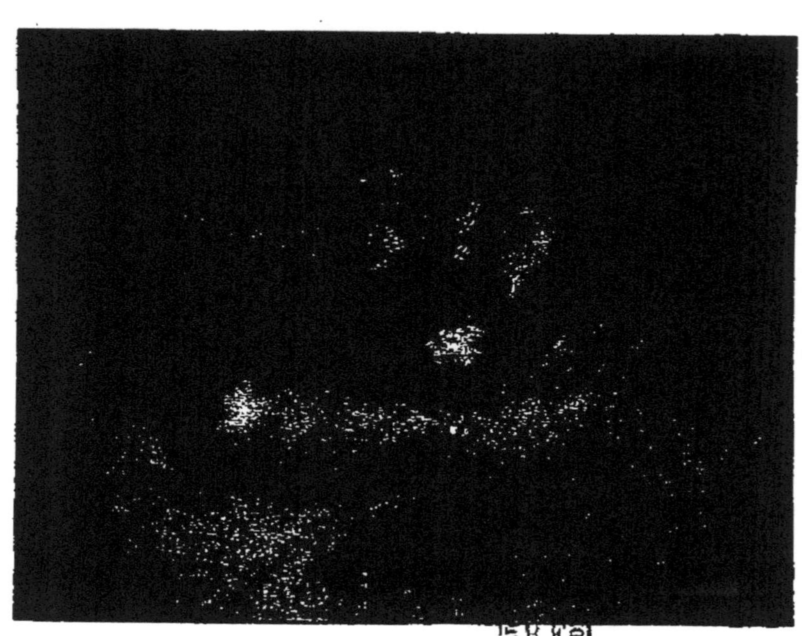

Dacryocystite et péricystite

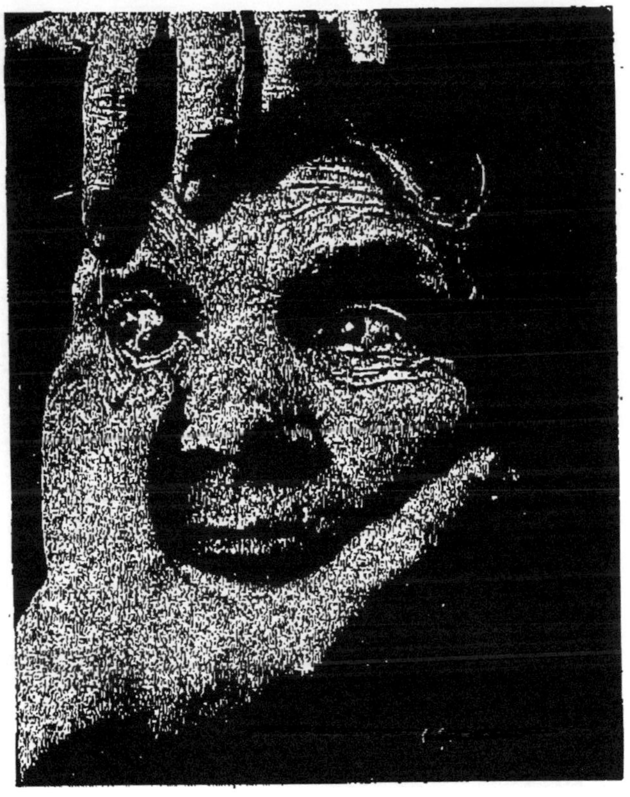

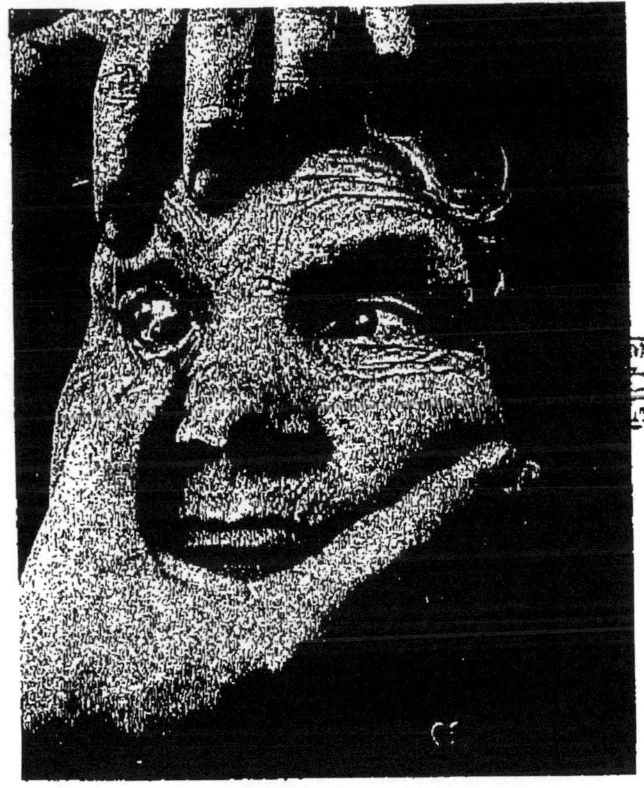

Papillome de la conjonctive

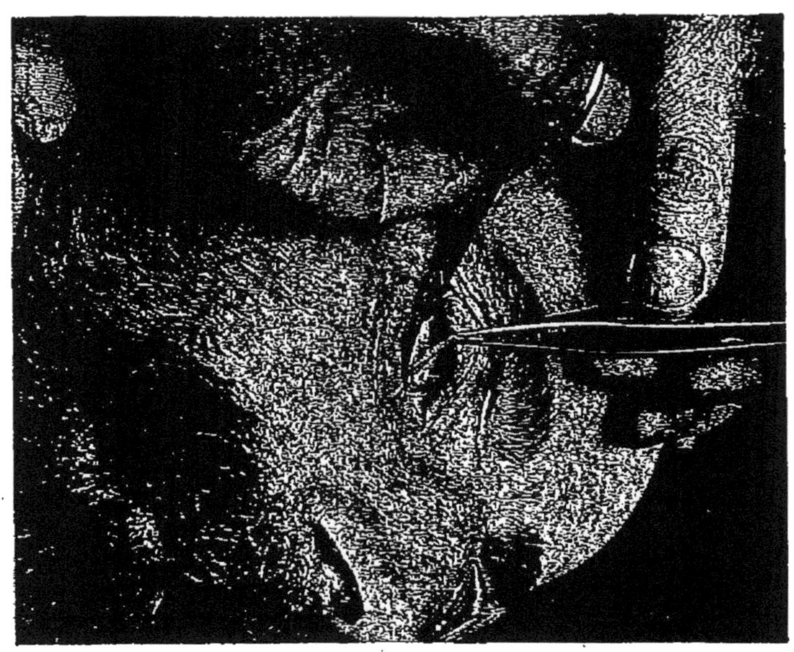
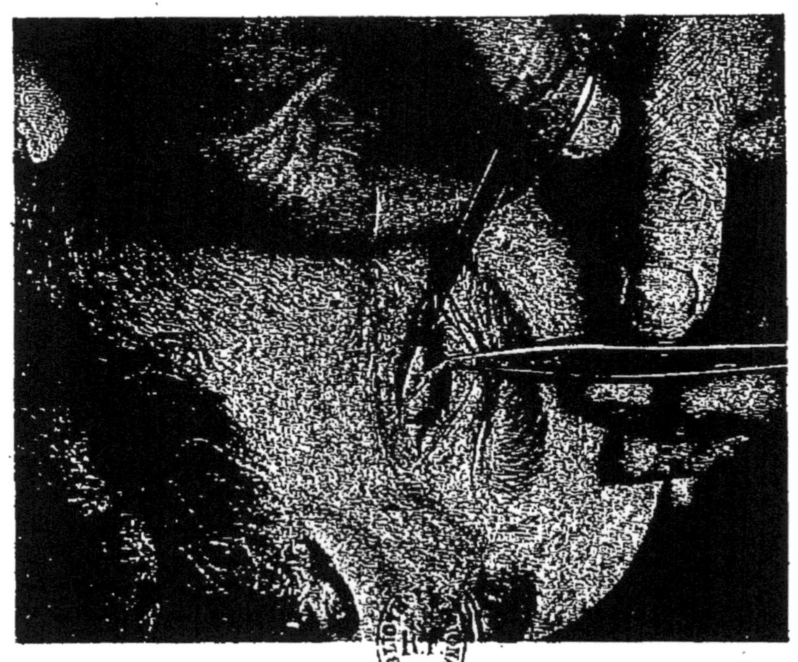

Tarsorraphie

1er temps

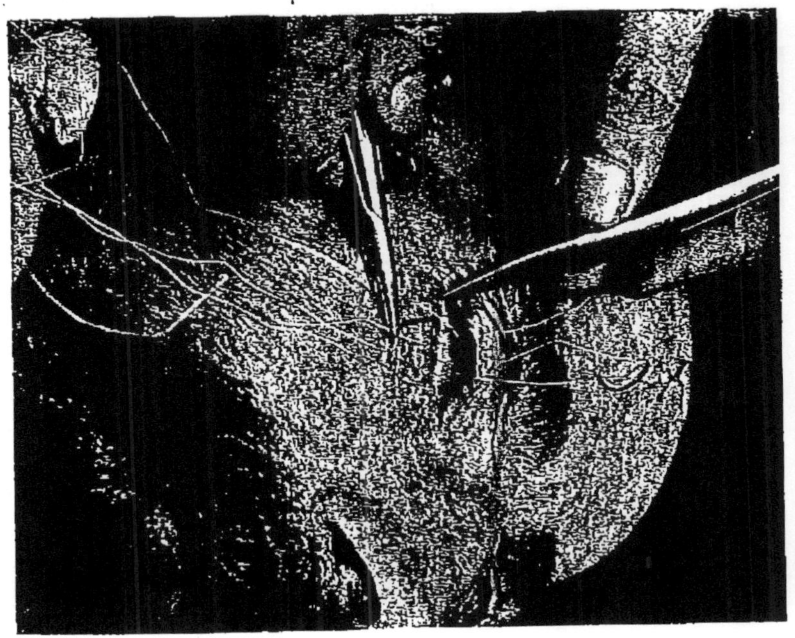

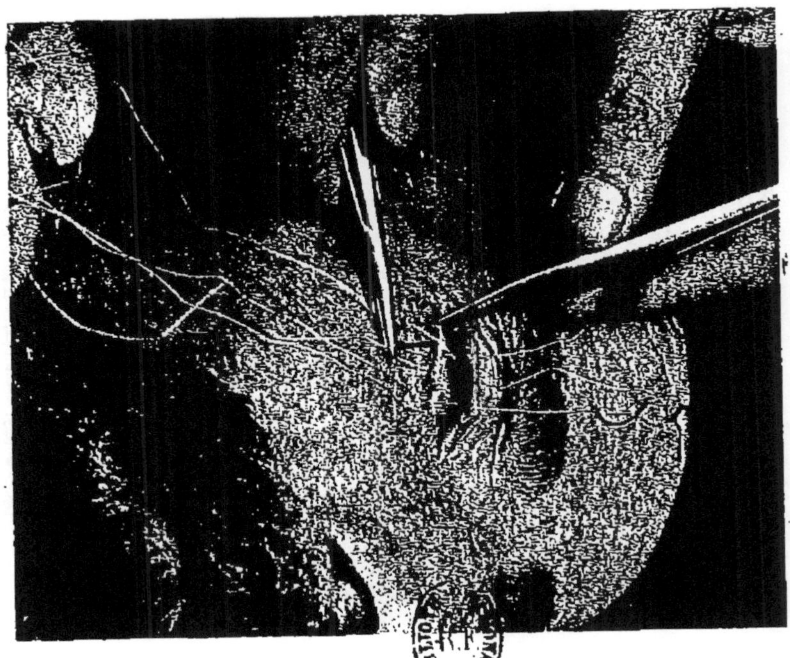

Tarsorraphie

2e temps

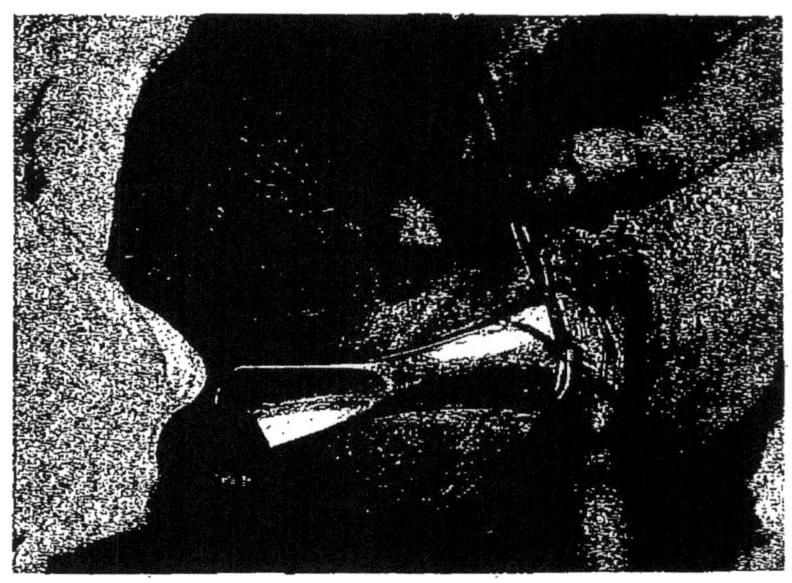

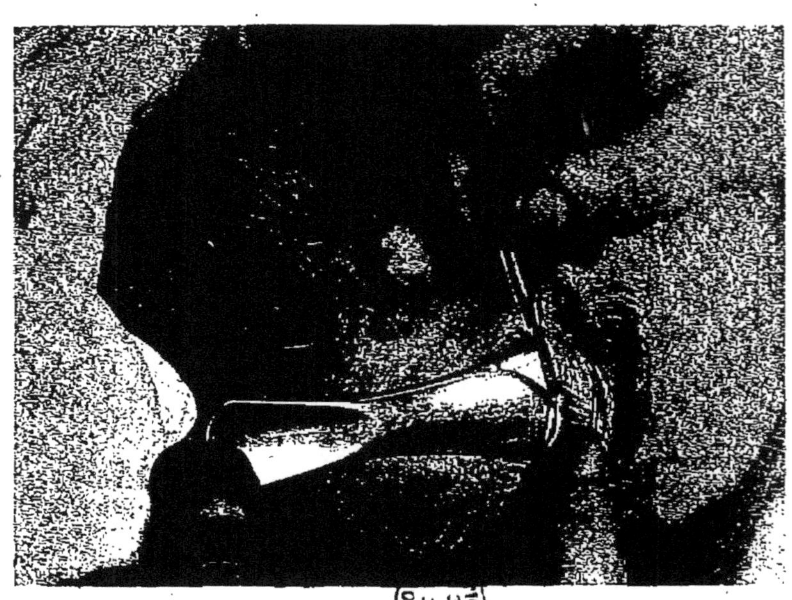

Transplantation du sol ciliaire

Ier temps

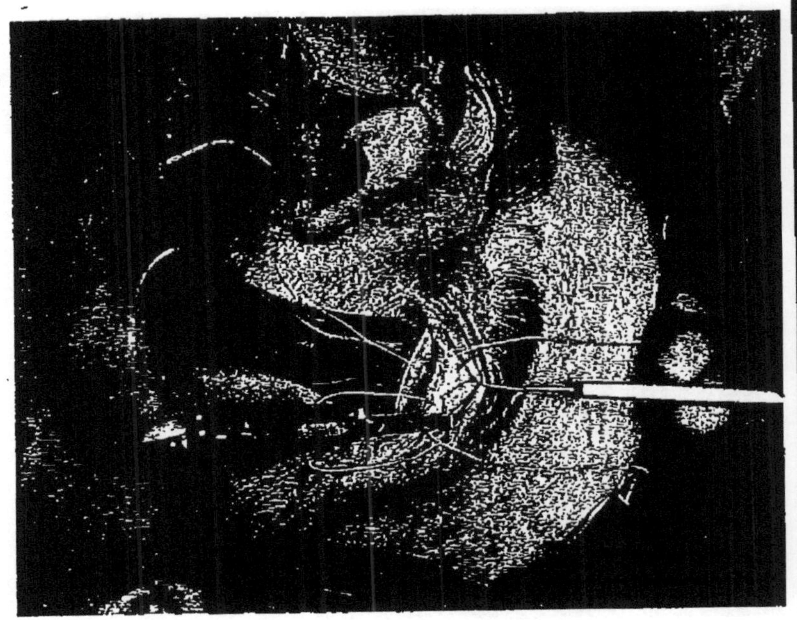

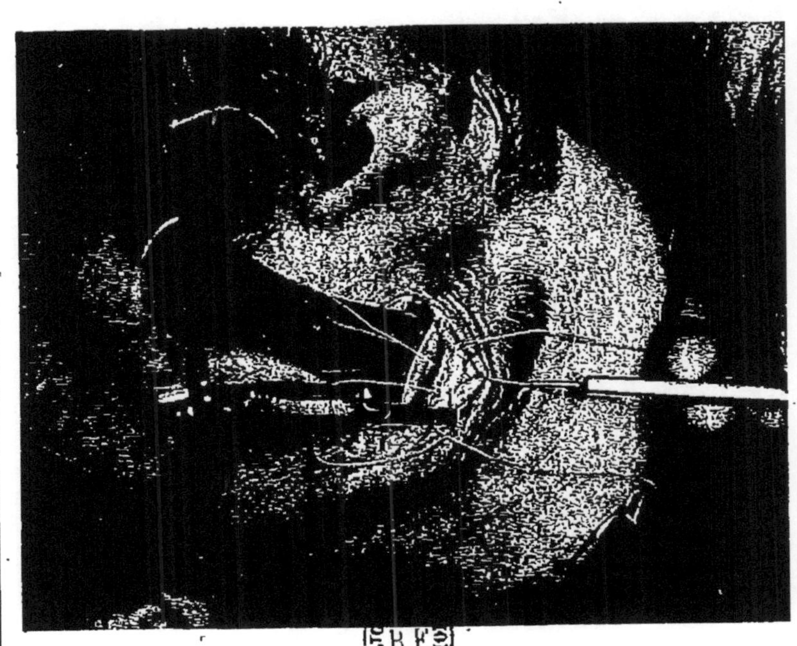

Transplantation du sol ciliaire

3e temps

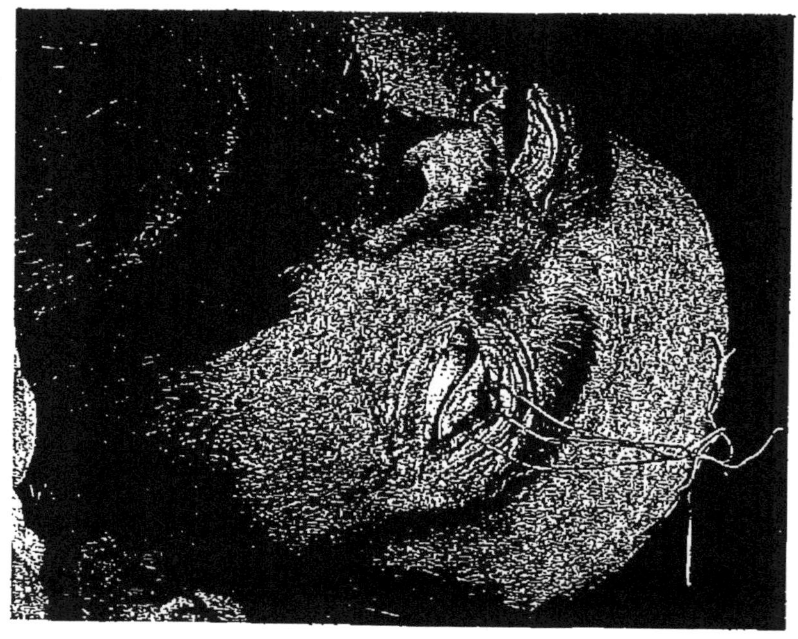

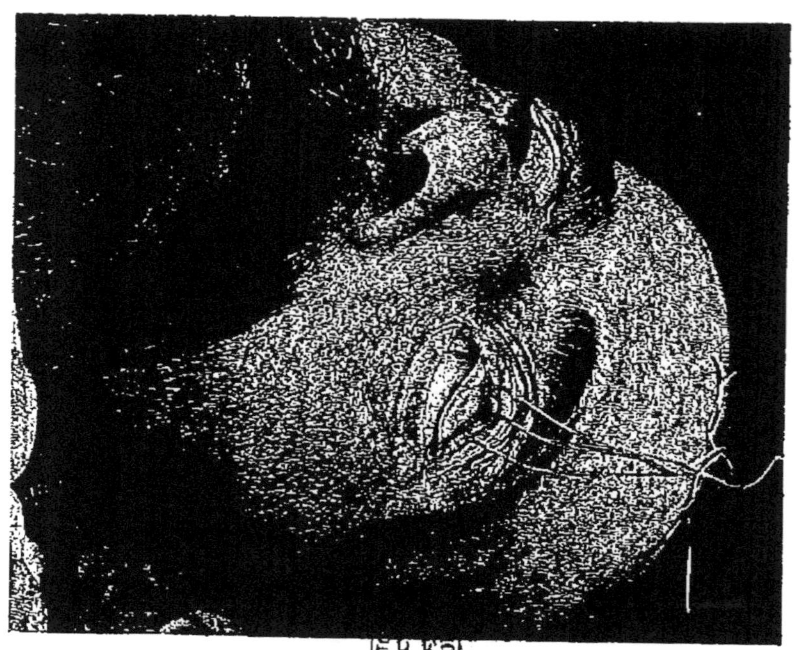

Transplantation du sol ciliaire

Sutures

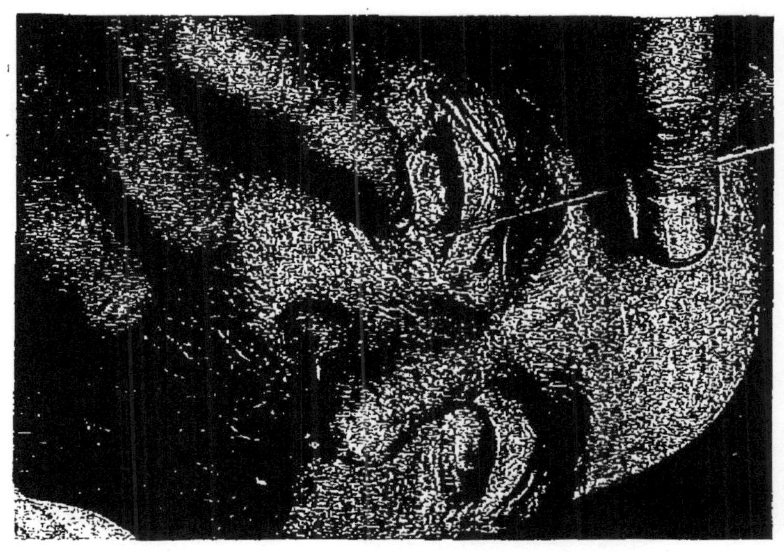

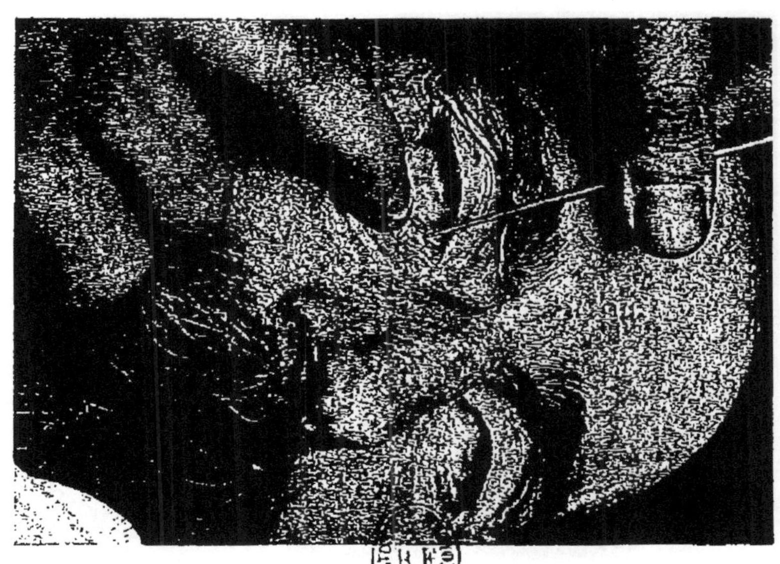

Cathétérisme

Dilatation du point lacrymal

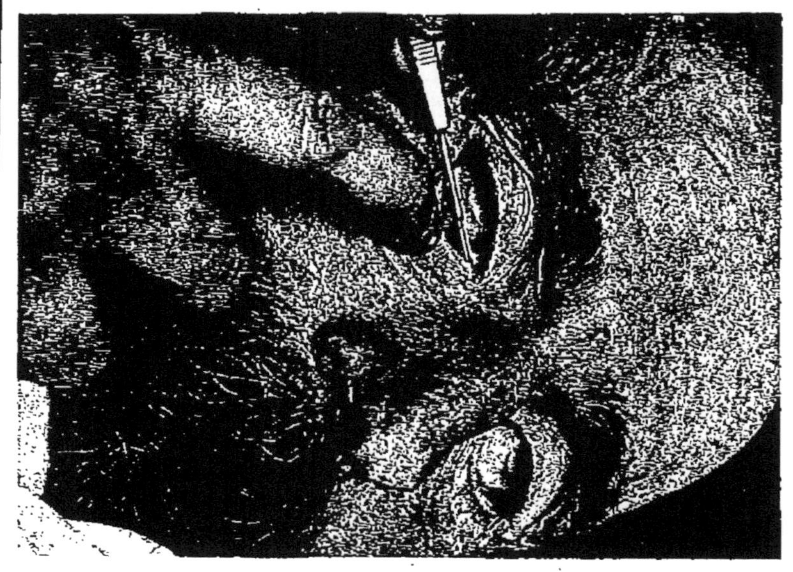

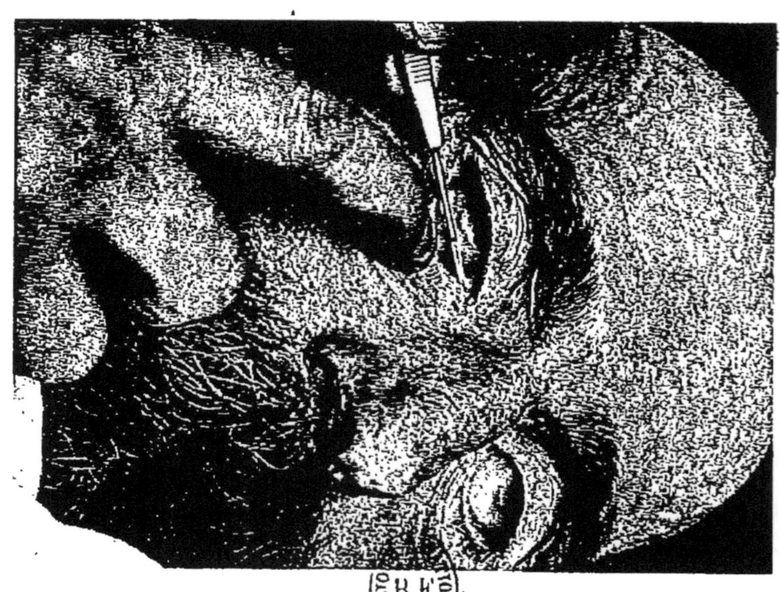

Cathétérisme

Incision du point lacrymal

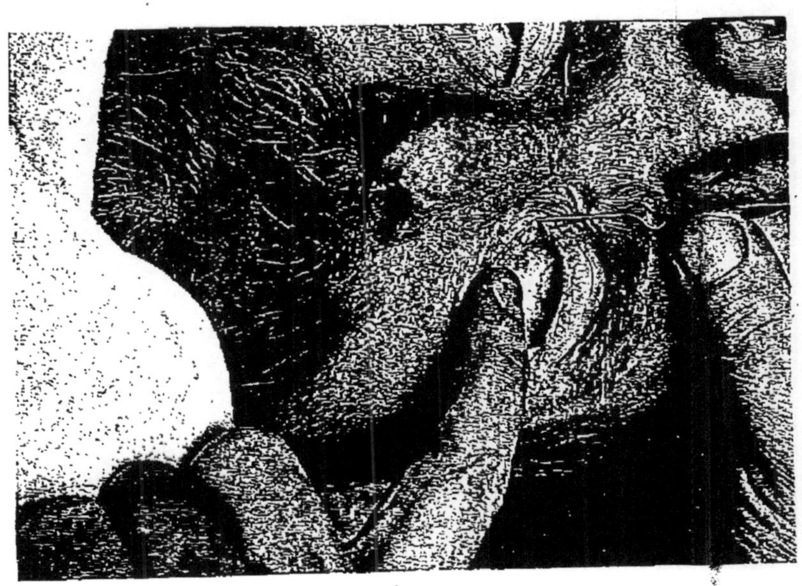

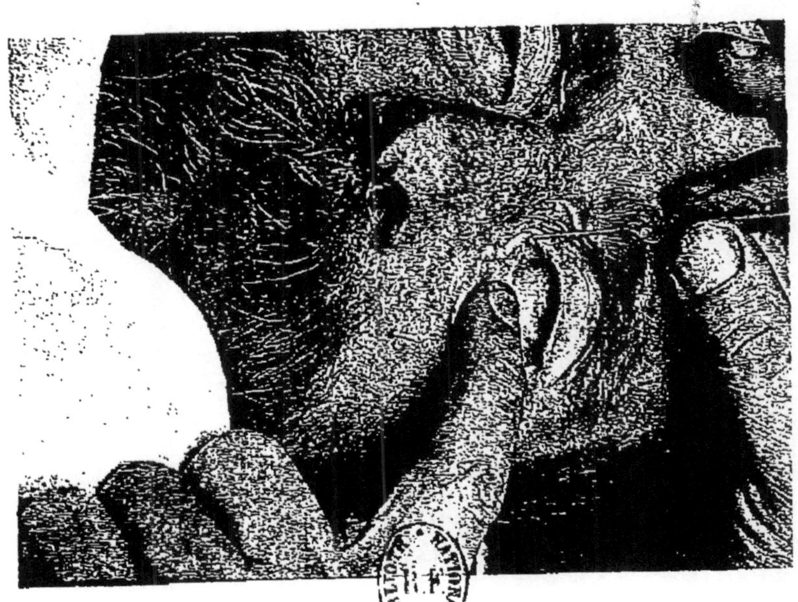

Cathétérisme

3ᵉ temps

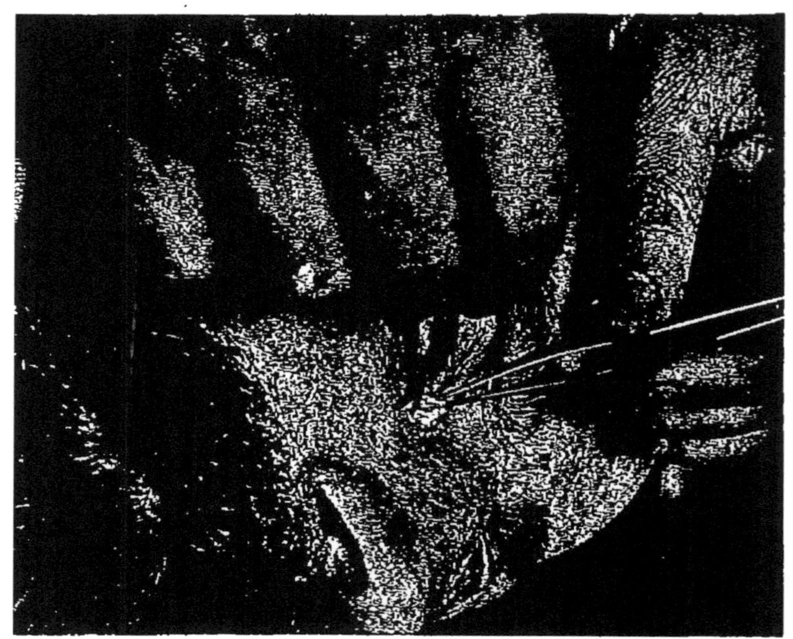

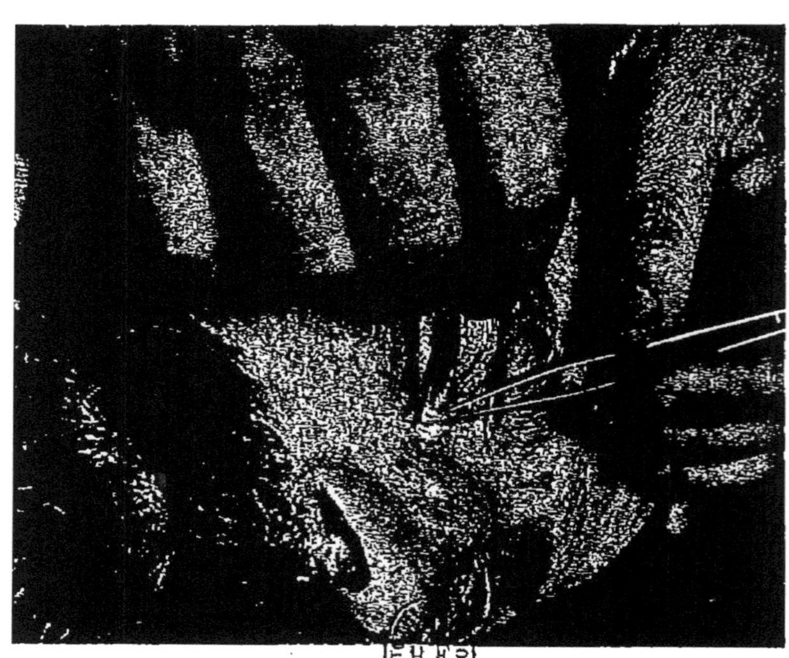

Extirpation du sac

1er temps

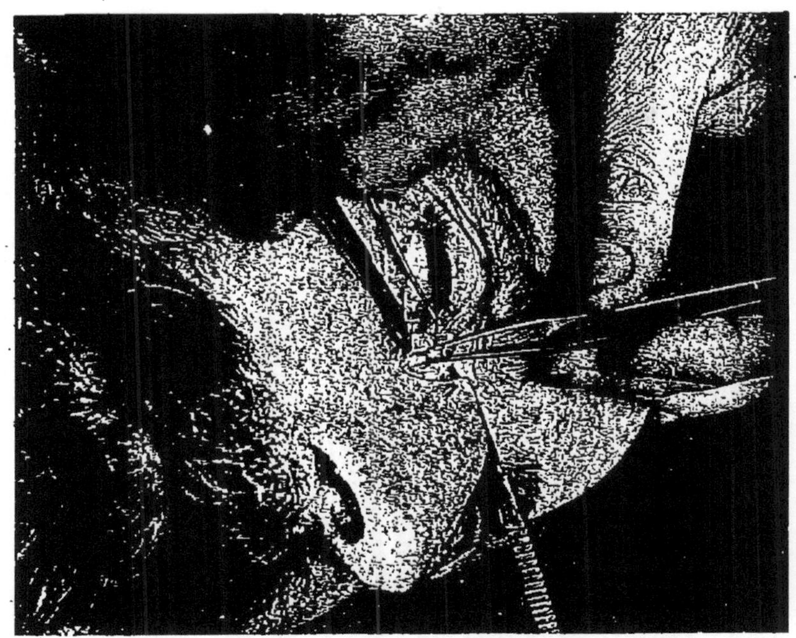

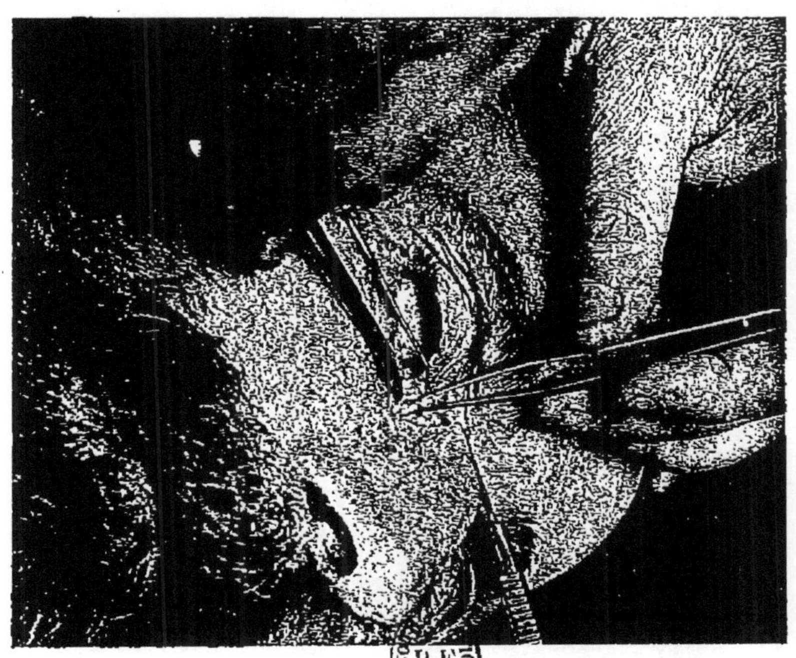

Extirpation du sac
2e temps

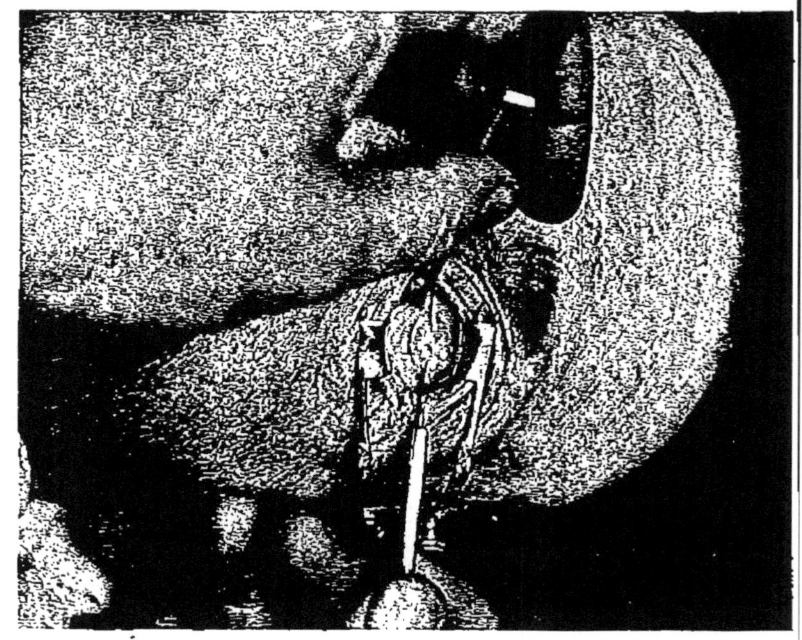

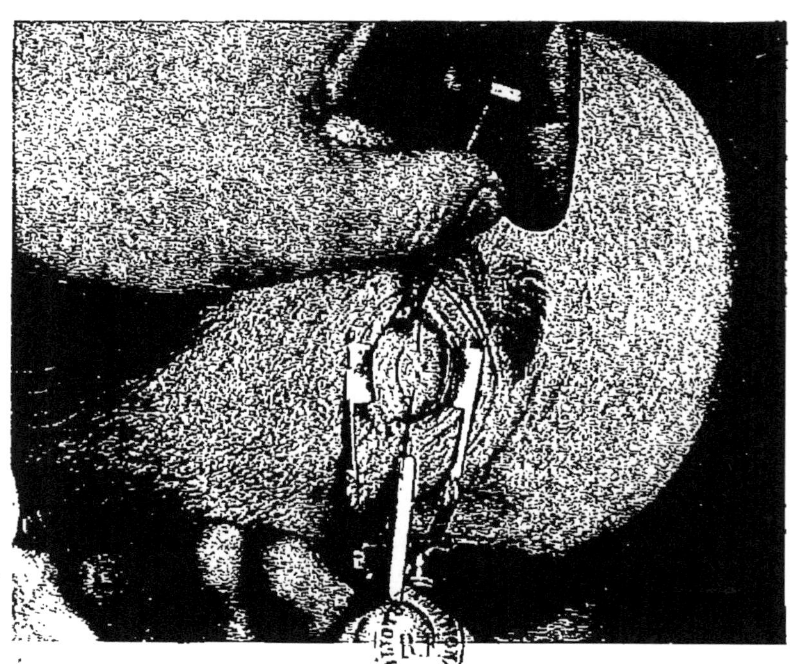

Exentération ignée
1er temps

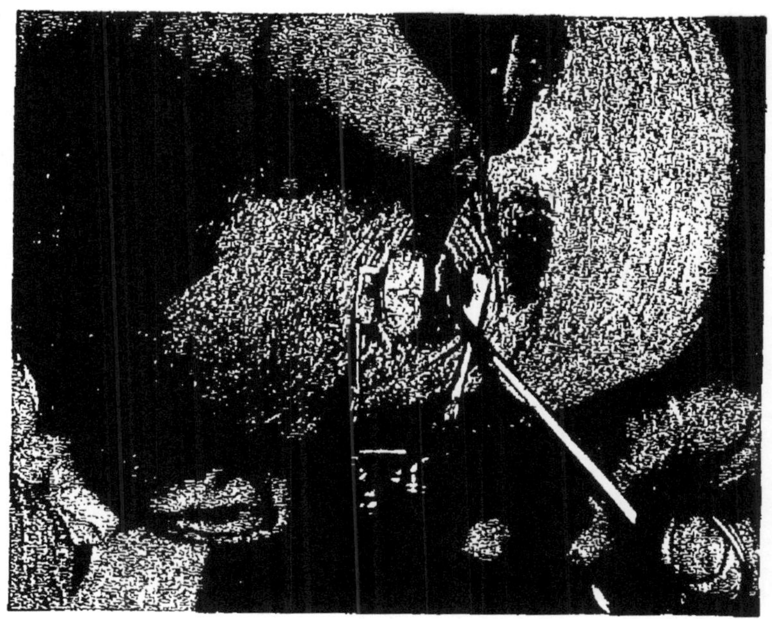

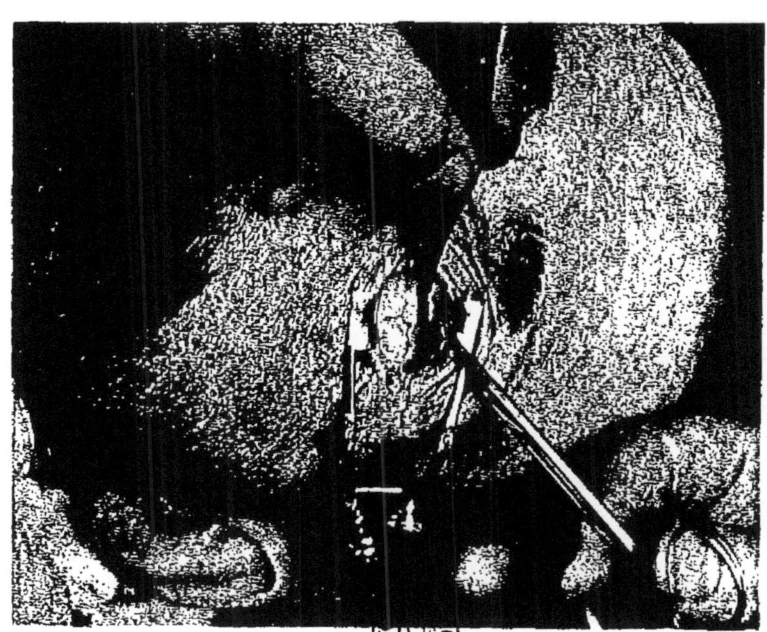

Exentération ignée

2e temps

www.ingramcontent.com/pod-product-compliance
Ingram Content Group UK Ltd.
Pitfield, Milton Keynes, MK11 3LW, UK
UKHW022318120726
13694UKWH00004B/1463